Dieta Mediterránea

Plan de comidas simple de 14 días con recetas para ayudarlo a

desarrollar hábitos saludables

(Enfoque nutricional completo para el plan de recetas de dieta

volumétrica para bajar de peso)

Dumitru-Javier Calero

TABLA DE CONTENIDOS

Capítulo 1: El Papel Del Aceite De Oliva En La Dieta Mediterránea

Un estudio español publicado en la revista profesional diabetic care descubrió que cualquier dieta mediterránea con aceite de oliva puede reducir la diabetes tipo II en más de un 10%.

El aceite tiene el potencial de reducir drásticamente la osteoporosis. Ésta es una forma de enfermedad que provoca una disminución de la masa ósea, lo que pone a las personas en riesgo de sufrir fracturas. Un estudio con ratas encontró que el aceite de oliva aumenta fácilmente los niveles de fósforo, calcio y nitratos en la sangre, lo que conduce a un aumento del grosor de los huesos y un menor riesgo de enfermedad.El consumo de cantidades adecuadas de aceite de oliva puede reducir drásticamente la presión arterial. Según las investigaciones, es crucial para reducir tanto la presión arterial diastólica como la sistólica. Es beneficioso para las personas que siguen una dieta rica en grasas, ya que tres onzas de líquido al día reducen considerablemente la presión arterial.

El aceite de oliva puede regular la cantidad de colesterol bueno y malo en el organismo. El colesterol LDL se considera poco saludable para el cuerpo y se puede reducir con aceite de oliva porque simplemente incluye grasas monoinsaturadas.El aceite también mejorará los niveles de colesterol HDL, que se considera el mejor tipo de colesterol del cuerpo.

El aceite de oliva también se ha relacionado con el tratamiento de la depresión. Básicamente, según un estudio español, quienes realmente consumen grasas hidrogenadas, que se encuentran principalmente en los alimentos procesados, tienen un 50% más de posibilidades de desarrollar realmente una depresión. En el estudio, el aceite de oliva redujo el riesgo de ataques cardiovasculares, que están relacionados con los patrones dietéticos y comparten una causa común con la depresión; por lo tanto, incluir el aceite de oliva en la dieta puede ayudar a controlar ambos.

En esencia, el aceite de oliva es un aceite esencial que debe utilizarse en lugar de grasas animales como la mantequilla siempre que sea posible.

Capítulo 2: El Alcohol Y La Dieta Cetogénica.

El consumo de alcohol es algo que realmente debe considerarse cuidadosamente durante la dieta cetogénica.Mucha gente no se da cuenta de esto, pero cuando está comiendo esto y haciendo funcionar su hígado al convertir las grasas en cuerpos de cetonas utilizables, será más difícil para su hígado procesar el alcohol también. Eso significa que algunas personas tendrán dificultades para beber mientras están en cetosis. Puede intoxicarse después de consumir mucho menos alcohol del que está acostumbrado.

Si se encuentra con este tipo de problema, querrá dar un paso atrás y averiguar si beber alcohol es tan importante para usted. Si simplemente decide que desea continuar bebiendo fácilmente, realmente necesitará ajustar su comportamiento en consecuencia.Esto significa determinar cuáles son sus nuevos límites e incluso considerar abandonar la cetosis antes de beber, siempre que no sea un hecho frecuente. Si es algo que realmente hará solo de vez en cuando, puede comer una pequeña comida rica en carbohidratos antes de beber alcohol. Al hacerlo, el hígado se descolgará cuando se trate de cetonas, por lo que se liberará para hacer frente a la avalancha de alcohol.

El alcohol se puede consumir con moderación, pero beber demasiado puede causar problemas a la hora de perder peso, incluso con la dieta cetogénica. El cuerpo quemará fácilmente el alcohol antes de que queme fácilmente otros combustibles, por lo que si bebe demasiado de una sola vez, no perderá peso fácilmente como se esperaba. Lo mejor que puede hacer si decide beber mientras toma keto es seguir los consejos generales sobre la bebida con moderación. Usando el vino como ejemplo, consuma 1-5 vasos por día para mujeres y 1-5 vasos por día con hombres. Además, solo tenga en cuenta que realmente necesitará saber muy bien cuántos carbohidratos hay en el alcohol que está bebiendo fácilmente y simplemente incluir eso en sus totales diarios.Los tipos de alcohol que deben evitarse incluyen la cerveza y las bebidas azucaradas.

Los licores fuertes y otros licores, así como el vino y el champán, son mejores opciones para las personas que siguen la dieta cetogénica.

Capítulo 3: Consejo Número

Todoterreno Cuando sea el momento de planificar simplemente una parada de una noche, realmente no tenga miedo de tomarse un poco más de tiempo e ir fuera de la carretera.No solo verá más de este gran país, sino que sus opciones de alojamiento y comida mejorarán significativamente. Mi amorcito y yo preferiríamos conducir el doble de tiempo para poder tomar más tiempo y disfrutar de una estadía un poco más larga. ¡Vale la pena ir a un lugar donde valga la pena quedarse! Nos encantan las cabañas donde tenemos una cocina y podemos asar. También me encanta hospedarme en hoteles de la ciudad que tienen una variedad de restaurantes cerca para poder encontrar restaurantes que satisfagan mis necesidades reales.Cuando viajo con mis mejores amigas, se me conoce por armar una simple carpa, no mucho mejor que ir corriendo al supermercado local y comprar pescado fresco para asar.

Sopa De Papa

Ingredientes:

- 3cucharadita de aceite de oliva

- 1 taza de cebolla

- ½ cucharadita de pimienta molida

- 6 papas, en cubos

- 6 tazas de espinacas

- 6 zanahorias, en rodajas

- ½ taza de queso parmesano, rallado

- 8 tazas de caldo de pollo

- 2 diente de ajo, picado

- 4 cucharaditas de condimento italiano

- 2 lata de frijoles rojos

- 2 taza de fideos de trigo entero, sin cocer

Instrucciones:

1.   En una olla, saltee las cebollas y el ajo hasta que las cebollas estén translúcidas o unos 4 minutos.

2.   Añada el agua, el caldo de pollo las zanahorias, las patatas y los condimentos.

3.   Cúbrelo todo y ponlo a hervir.

4.   Una vez que hierva, reduzca el calor y deje que los ingredientes se cocinen a fuego lento.

5.   Añada los fideos y las judías y ponga la olla a hervir de nuevo.

6.   Cocine todo hasta que los fideos estén bien suaves.

7.   Justo antes de servir, agregue las espinacas encima.

Muffins De Puerro Y Espinaca Con Huevo

Ingredientes:

- ½ taza de queso parmesano
- ½ taza de queso cheddar
- 4 cucharadas de leche de almendras sin azúcar
- Pimienta sal
- 2 tomate
- ½ pimiento morrón
- 1 taza de espinaca
- ½ taza de puerro
- 6 huevos

Direcciones:

1. Tomate, pimiento morrón, espinaca, puerro, picado.

2. queso parmesano, queso cheddar, rallado.

3. Primero precalienta el horno a 450 F.

4. Revuelva los huevos con el queso y la leche.

5. Agregue los ingredientes restantes y revuelva bien.

6. Vierta la mezcla de huevo en el molde para muffins engrasado.

7. Hornee por unos 35 a 40 minutos.

8. Sirve y disfruta.

Pollo De Albaricoque

- 2 taza de cebolla rebanada

- 4 libras de muslos de pollo

- 8 dientes de ajo

- 2 jugo de limón

- 2 ralladura de limón

- 6 cucharadas de mostaza Dijon

- 2 cucharadita de tomillo seco

- 2 cucharadita de aceite de oliva

- 2 taza de albaricoques secos partidos
  por la mitad

- 2 taza de caldo de pollo

- Pimienta y Sal

1. Muslos de pollo, deshuesados y sin piel.

2. Dientes de ajo picados.

3. Caliente el aceite en una sartén a fuego alto.

4. Sazone el pollo con pimienta y sal y colóquelo en la sartén y cocine hasta que se dore por todos lados.

5. Coloque el pollo en la olla de cocción lenta. Vierta los ingredientes restantes sobre el pollo.

6. Tape y cocine a fuego lento durante 6 horas.

7. Revuelva bien y sirva.

Chuletas De Cerdo Con Mantequilla

Ingredientes:

- 4 cucharadas de grasa de tocino.
- 8 cucharadas de mantequilla.
- 2 cucharadita de pimienta.
- 8 chuletas de cerdo.
- 2 cucharadita de sal.

Direcciones:

1.   Para empezar esta receta, saque las chuletas de cerdo y sazónelas por ambos lados.

2.   Si necesitas más de 1 cucharadita de sal y pimienta, siéntete libre de sazonar al gusto.

3.   A continuación, vas a querer poner tu sartén a fuego alto y colocar la grasa de tocino y la mantequilla en el fondo.

4. Una vez que la mantequilla se haya derretido y la grasa esté chisporroteando, pon las chuletas de cerdo en la sartén y dóralas por ambos lados durante 5-10 minutos.

5. Al final, la carne de cerdo debe tener un bonito color dorado.

6. Cuando la carne esté cocida como se desea, retire la sartén del fuego y disfrute de su comida.

Lubina Mediterránea A La Plancha

Ingredientes:

- 1 cucharadita de cilantro molido
- 1más1/2 cucharadita de sal
- 2 lubina entera
- 1/7 cucharadita de pimienta negra molida
- 2 ramita de orégano de buen tamaño
- Plus ½ limón
- ½ cucharadas de aceite de oliva
- 1 cucharada de hojas de orégano fresco, picado

- Para servir:

- 1 bolsa de rúcula bebé, guarde la otra mitad para el Almuerzo del Día 4
- 2 oreja de maíz
- 2 taza de arvejas con azúcar, cocidas
- 4 cucharaditas de margarina ligera libre de grasas trans

Indicaciones:

1. Precaliente una parrilla de gas o prepare una fogata de carbón para asar directamente a fuego medio.

2. Mientras tanto, de 1 limón, rallar 2 cucharada de cáscara y exprimir 4 cucharadas de jugo.

3.   La mitad de 1 limón cortado en gajos y la otra mitad en rodajas.

4.   En un tazón de tamaño pequeño, mezcle el cilantro, las hojas de orégano picadas, el aceite de oliva, la cáscara de limón y el jugo y ½ de cucharadita de sal.

5.   Lave la lubina y séquela con toallas de papel. Usando un cuchillo afilado, cortar 6 barras a ambos lados del pescado.

6.   Rocíe el exterior y el interior del pescado con la pimienta y la sal restante.

7. Coloque las ramitas de orégano y las rodajas de limón dentro de la cavidad del pescado.

8. Poner el pescado en un recipiente para hornear de vidrio de 9x13 pulgadas.

9. Frote el exterior del pescado con 1/2 de la mezcla de aceite de oliva.

10. Deje el pescado reposar durante 15 minutos a temperatura ambiente.

11. Reservar el resto de la mezcla de aceite de oliva para rociar sobre el pescado cocido.

12.　Engrase ligeramente la rejilla de la parrilla y coloque el pescado en la bandeja caliente.

13.　Cubra y asa el pescado durante aproximadamente 25 a 30　minutos o hasta que el pescado esté cocido y opaco por completo.

14.　El pez está listo cuando la parte más gruesa se descascara fácilmente cuando se prueba con un tenedor.

15.　Gire el pescado una vez durante la preparación.

16. Para servir, poner el pescado sobre una tabla de cortar.

17. Usando un cuchillo, moviéndose de la cabeza a la cola, corte a lo largo de la espina dorsal del pez.

18. Deslice un servidor de pastel completo o una espátula de metal debajo de la sección frontal del filete superior y levántelo de la columna vertebral. Pasar a un plato para servir.

19. Saque con cuidado las costillas y la columna vertebral del resto del filete.

20. Deseche los huesos.

21. Transfiera el filete inferior a un recipiente con tapa y reserve para el almuerzo del día.

22. Rocíe los dos filetes con la mezcla restante de aceite de oliva.

23. Sirva el filete superior con rodajas de limón.

24. Refrigere el filete inferior.

25. Servir el filete con la rúcula bebé.

26. Mezcle el maíz y los frijoles dulces con la margarina y sirva a un lado.

27. Disfrute 2 barra de jugo de fruta congelada para el postre.

"El Descuidado Joe Sin Carne"

Ingredientes

- 1 taza de zanahoria rallada
- 3 tazas de frijoles negros, enjuagados, escurridos y triturados
- 2 cucharada de chile en polvo o al gusto
- 2 cucharadita de azúcar moreno claro
- 2 cucharada de salsa Worcestershire
- 4 tazas de tomates en cubos bajos en sodio, bien escurridos.
- 8 panecillos de trigo entero o multigrano para sándwiches, tostados
- 4 cucharadas de aceite de oliva
- 2 cebolla amarilla grande, picada
- 4 cucharadas de ajo fresco picado
- 2 chile jalapeño, cortado en cubos

- Sal al gusto
- ½ cucharadita de pimienta recién molida
- 2 pimiento verde, sin semillas y cortado en cubos

Preparación

1. En una sartén grande a fuego medio-bajo, añadir aceite de oliva, cebolla, ajo, pimiento jalapeño, sal y pimienta, y pimiento verde, y saltear hasta que esté suave.
2. Añade zanahoria, frijoles, chile en polvo, azúcar, salsa Worcestershire y tomates.
3. Poner a hervir, reducir el fuego y cocinar durante unos 15 a 20 minutos o hasta que la salsa se espese.

4. Sirva sobre los panecillos con queso cheddar, si lo desea.

Rollos De Bresaola Con Vinagre Balsámico

Ingredientes

- 4 cucharadas de aceite de oliva extra virgen
- 2 cucharadita de jugo de limón
- Vinagre balsámico
- Pimienta

- 600 g de bresaola
- 120 g de rúcula
- 60 g de copos de Parmigiano Reggiano

Preparación

1. Lave el cohete, quitando la parte dura de los tallos, y séquelo frotándolo con un paño limpio.

2. En un bol ponemos 1-5 cucharadas de aceite, 1-5 cucharada de jugo de limón y un poco de pimienta.

3. Ahora toma una rebanada de bresaola y con un pequeño pincel engrásala con la mezcla que hemos preparado, añade unas hojas de rúcula, las escamas de Parmigiano

Reggiano y unas gotas de vinagre balsámico.

4. Enrolle las rebanadas en un rollo y deténgalas con la ayuda de un palillo.

Sándwiches De Cerdo A La Parrilla

Con Hinojo, Eneldo Y Pepino

Ingredientes

- Pimienta recién molida y sal kosher al gusto 4 panecillos grandes partidos y tostados

- 1 cucharada de aceite extra virgen 1/3 taza de queso feta

- 1 lomo de cerdo magro cortado por la mitad transversalmente

- 1 taza de eneldo fresco, ligeramente empaquetado

- 6 cucharadas de semillas de hinojo trituradas gruesas

- 1 taza de pepino, en rodajas finas

- ½ de cucharadita de pimienta de Jamaica molida

Instrucciones

1. Caliente una parrilla de carbón o gas a fuego medio de unos 450 grados.

2. Combine 2 cucharada de semillas de hinojo, 1/8 de cucharadita de sal, 1/8 de cucharadita de pimienta y 1/8 de cucharadita de pimienta de Jamaica en un tazón pequeño.

3. Revuelva el aceite y presione esta mezcla sobre el cerdo.

4. Ase la carne de cerdo durante unos 40 a 45 minutos o hasta que se dore uniformemente.

5. Transfiera esto a una tabla de cortar y deje enfriar durante unos cinco minutos.

6. Mientras tanto, combine el queso feta con 2 cucharada de semillas de hinojo, 1/8 de cucharadita de todas las especias, sal y pimienta al gusto en un tazón pequeño.

7. Unte los rollos con la mezcla de queso feta y corte el cerdo en rodajas.

8. Disponer la carne de cerdo en los rollos y servir caliente con el pepino y el eneldo.

Cerdo Kalua En Crockpot

- 6 rebanadas de tocino gruesas

- 10 dientes de ajo pelados

- ½ cucharadas de sal gruesa

- 10 libras de paleta de cerdo tipo Boston (con o sin hueso)

1. Usar el tocino para cubrir el interior de la olla de cocción lenta.

2. Colocar la paleta de cerdo en una tabla para picar y retirar toda la piel si lo deseas.

3. Añadir sal por todos lados y llevar a la olla, colocando la paleta sobre el tocino.

4. Rostizar por 25 a 30 horas a temperatura baja.

5. No es necesario añadir líquido, el cerdo rostizado y el tocino irán soltando grasa y líquidos por sí solos.

6. Cuando la carne se desprenda fácilmente, retirar de la olla con cuidado.

7. Desmenuzar la carne con 1-5 tenedores sobre un plato o una tabla y luego llevar a un bol grande.

8. Probar el sabor de la carne.

9. De ser necesario, añadir una parte del líquido reservado en la olla hasta que el cerdo kalua esté jugoso y lleno de sabor.

Pollo Con Tomate Y Orégano

Ingredientes

- 2 lata (s) de tomates pelados
- 6 ramitas de orégano
- 2 hoja de laurel
- 200 ml de vino tinto (seco)
- sal
- pimienta
- 2 puñado de aceitunas
- 8 muslos de pollo
- 2 cebolla
- 2 pimiento (verde)
- 2 diente (s) de ajo
- 4 cucharadas de aceite de oliva

Preparación

1. Para el pollo con tomate y orégano, pique la cebolla y el pimiento morrón y pique el ajo.
2. Calentar el aceite en una sartén, dorar las piernas de pollo por todos lados y sacarlas.
3. Sofreír la cebolla, el ajo y el pimentón en la sartén y añadir el vino y los tomates.
4. Sazone con sal, pimienta, laurel y orégano.
5. Regrese los muslos de pollo a la sartén y cubra y cocine a fuego lento a baja temperatura durante unos 80 a 90 minutos.
6. Agregue las aceitunas 10 minutos antes de servir.
7. El Pollo con tomates y orégano servido con pasta.

Sabrosas Galettes Du Prince

Ingredientes

- 1,5 cucharadas de harina de linaza

- ½ cucharadita de canela molida

- edulcorante

- 4 tazas de harina de trigo sarraceno

- 4 pizcas de asiento de sal

- 4 cucharadas de aceite de aguacate
  o aceite de coco derretido

Preparación

1. Agrega la harina de trigo sarraceno a un tazón grande para mezclar.

2. Luego, combina leche de coco ligera, sal, harina de semillas de lino, edulcorante, canela y aceite de aguacate.

3. Licúa bien y bate la mezcla en el tazón. Deberías poder verter la mezcla sin que sea demasiado acuosa.

4. Si es demasiado delgado, debes agregar un poco más de harina.

5. Por otro lado, si es demasiado espesa, hazla delgada con leche sin lácteos.

6. Calienta una sartén o una plancha a fuego medio.

7. Usa una sartén de hierro fundido, si tiene una, o una sartén normal también funcionaría.

8. Después de calentar, agrega un poco de aceite a la sartén y deja que se caliente.

9. Luego, agrega un poco de agua, que se evaporará instantáneamente.

10. Agrega ½ de taza (60 ml) de masa a la sartén.

11. Luego, deja que burbujee y que los bordes se sequen, como un panqueque.

12. Luego, voltea tu galette y deja que se cocine durante 5-10 minutos más en el otro lado.

13. Reduce el calor si la galette se cocina demasiado rápido.

14. Continúa con las otras galettes hasta que todo esté preparado.

15. Después de la primera galette, probablemente no necesites agregar más aceite.

16. Para mantener todo caliente, pon las galettes en papel pergamino o en un plato con una toalla de papel.

17. Sirve tu galette con jarabe de arce, Nutella, mantequilla de maní u otros rellenos de tu elección.

18. Algunos rellenos excelentes incluyen arándanos, nueces, plátanos y jarabe de arce.

19. Pero también puedes agregar crema batida, manzanas con canela o granola.

20. Si estás sirviendo a una fiesta de invitados, este rendimiento es perfecto para ti.

21. Deberías servir de inmediato. Pero si lo deseas, puedes almacenar las sobras en un recipiente sellado por hasta 1-5 días.

22. Congela con una capa de papel pergamino.

23. Las galettes estarán aptas en el congelador hasta por 60 días.

24.   Para recalentar, pon las galettes en el horno a 450 grados F o cocínalas en el microondas hasta que estén calientes.

Aceitunas Asadas Al Romero

Ingrediente

- Una cucharada de aceite de oliva virgen extra
- Seis dientes de ajo, pelados
- Cuatro ramitas de romero
- 2 taza de aceitunas mixtas, sin hueso y enjuagadas
- Dos cucharadas de jugo de limón

Preparación

1. Ajuste la temperatura del horno a 450 °F.

2. Mezcla el aceite de oliva, el ajo, el jugo de limón y las aceitunas en un tazón mediano.
3. Extender en una sola capa sobre la bandeja para hornear que se ha preparado.
4. Espolvorea el romero y asa durante 50 minutos, volteando la carne a la mitad.
5. Retire las hojas del tallo de romero y colóquelas en un tazón para servir.
6. Mezcle las aceitunas antes de servir.

Empanadas Saladas Con Robiola

Ingredientes

- 600 g de tomates cherry
- 120 g de aceitunas taggiasca aceite de oliva virgen extra al gusto
- pimienta negra al gusto
- orégano al gusto
- sal al gusto
- 400g harina
- 250 g de mantequilla (fría de la nevera)
- 100 g de huevos (alrededor de 1 mediano)
- 400 g de robiola (clásica)
- 6 g de sal gruesa

Procedimiento

1. Para preparar las empanadas saladas con robiola, empiece por la base, la masa quebrada salada: vierta la harina en una batidora y luego agregue la mantequilla fría en trocitos pequeños, la sal gruesa y el huevo.

2. Cierre con la tapa y opere la batidora hasta que la mezcla se desmorone.

3. Transfiera la mezcla a una tabla de repostería y trabaje rápidamente con las manos para formar una masa.

4. Envuelve la masa en film transparente y déjala reposar en el frigorífico durante al menos una hora.

5. Pasado este tiempo, extienda la sabrosa masa quebrada sobre una superficie ligeramente enharinada hasta que tenga un grosor de aproximadamente ½ cm. Corta 8 bases de 20 cm de diámetro, luego corta tiras de 6 cm que usarás como borde.

6. Coloca los discos de 20 cm en una bandeja de horno, introduce las bases de masa y crea los bordes con tiras.

7. Sazone los tomates cherry enteros con un chorrito de aceite y sal y mezcle bien.

8. Coloque los tomates cherry dentro de la cáscara de pasta quebrada hasta que esté lleno.

9. Terminar con aceitunas Taggiasca y hornear en horno estático a 250 ° C durante 45 a 50 min hasta que la masa esté dorada.

10. Retire del horno, deje enfriar un poco y luego desmolde los pasteles.

11. Dejar enfriar a temperatura ambiente durante unos 60 min.

12. Ultimate con robiola fresca, unas hojas de orégano fresco y un chorrito de aceite de oliva virgen extra crudo.

Ensalada De Cebolla Y Cuscús

Ingredientes

- 1/2 taza de cuscús israelí

- 3/4 libra de judías verdes cortadas

- 2 cucharadas de aceite de oliva

- 2 cucharada fresca picadaperejil

- 1/4 taza de vinagre de vino tinto

- 1/2 taza de cebolla roja finamente picada

- 1 cucharada de azúcar

Instrucciones

1. Hervir el vinagre y el azúcar con una pizca de sal opcional en una olla a fuego alto.

2. Vierta la mezcla sobre las cebollas y cubra; déjalo reposar durante 60 minutos para que se escabeche rápidamente.

3. Cocine los frijoles en una olla con agua hirviendo durante 5-10 minutos, luego escúrralos.

4. Cocine el cuscús en una sartén a fuego medio durante 5-10 minutos,

revolviendo continuamente para tostar.

5. Agregue el cuscús tostado a una olla con agua hirviendo y cocine por 20 minutos, luego escurra con los frijoles.

Fettuccine Con Mariscos Y Aceite De Hierbas

INGREDIENTES

- 200g tomates cherry 100g mini calabacín 400ml aceite de oliva Romero al gusto

- manojo de tomillo

- manojo de albahaca 30 g de mantequilla

- 500g calamares

- 12 piezas de vieira

- 12 unidades de camaronesrosa limpia 120g de venganza

PREPARACIÓN

1. Añadir todas las hierbas y picar muy bien con un cuchillo.

2. Añadir los 150ml de aceite y reservar. Cuanto más tiempo se infunde, mejor.

3. Limpiar los calamares, desechando las aletas y la piel, guardar el cuerpo y la cabeza.

4. Llene una cacerola grande con agua y póngala en el horno a temperatura alta hasta que hierva, agregue los fetuccini y cocínelos hasta que estén "al dente" al mismo tiempo tome una sartén grande para freír y caliéntalo bien.

5. Sazone los langostinos con sal y pimienta, agregue parte del aceite a la sartén y coloque los langostinos, solo dórelos, sin que se cocinen del todo, retire y reserve.

6. Cortar el cuerpo del calamar en aros finos, de unos 0,5 cm de ancho, añadir las cabezas y sazonar con sal y pimienta.

7. En la misma sartén en la que se sellaron los camarones, agregue las almejas.

8. Comenzarán a cocinarse, se abrirán y soltarán un poco de agua.

9. En este punto añadimos el resto del marisco, los tomates cherry cortados por la mitad y los mini calabacines.

10. Deja que se cocine durante unos minutos. Retire del fuego.

11. Añadimos la pasta con un poco del agua de la cocción, y terminamos con la mantequilla y el aceite de hierbas.

12. Mezclar con mariscos y servir inmediatamente.

Sopa Pistou

Ingredientes

- 2 papa cortada en cuadraditos
- 1 taza de pasta de caracoles
- 4 zapallitos largos cortados en cubitos
- 2 taza de tomate cortado
- taza de queso de cabra cortadito en cuadraditos
- 4 tazas ½ de hojas de albahaca
- 6 dientes de ajo
- ½ taza de aceite de oliva
- 4 cucharadas de aceite de oliva (extra)
- 4 tazas de cebollas picadas
- 2 litro ½ de agua
- ½ cucharadita de pimentón
- Sal y pimienta a gusto

Preparación

1. Agregar los ingredientes en una licuadora, mezclarlos hasta que queden uniformes
2. Sirva
3. Este batido puede ser refrigerado por 2 días

Ensalada De Pulpo Con Brócoli Y Frijoles

Ingredientes

- media cucharadita de tomillo seco

- 8 cucharadas de aceite de oliva virgen extra, al gusto Sal al gusto. Pimienta mixta

- 2 brócoli o una coliflor hervida pequeña

- 400 gramos de alubias cannellini fervida, 1200 gramos de pulpo cocido

- 2 chalota, 2 cucharadita de romero picado

Procedimiento

1. Vierta el aceite de oliva virgen extra en una sartén antiadherente.

2. Añadir la chalota pelada y troceada junto con el romero y el tomillo.

3. Deje que se ablande suavemente a fuego lento y luego agregue los frijoles cannellini.

4. Sazonar con una pizca de sal rosa y dejar aromatizar durante 10-15 minutos a fuego lento.

5. Mientras tanto, ponga el brócoli cortado en floretes en un tazón grande.

6. Añadir el pulpo cocido y cortarlo en trocitos pequeños.

7. Añadir las alubias cannellini junto con todo su jugo de cocción y espolvorear con una mezcla de pimienta molida.

8. Revuelva y deje reposar durante 25 a 30

9. minutos o hasta que esté listo para servir.

10. Distribuya la ensalada de pulpo con brócoli y frijoles en tazones individuales y sirva en la mesa. ¡Disfrute de su comida!

Empanadas De Ensalada De Atún Toscana

- 4 cucharadas de jugo de limon

- ½ de cucharadita. sal

- 2 lata (15 oz) de frijoles cannellini escurridos y enjuagados

- Pimienta negra molida, al gusto

- Hojas de lechuga, cualquier variedad de su elección.

- 8 piezas de pan de pita mediano con bolsillos en el interior

- 4 latas pequeñas de trozos escurridos de atún claro

- 8 cebollas verdes (cebolletas), en rodajas

- 20 tomates cherry, lavados y troceados.

- 4 cucharadas de aceite de oliva extra virgen

Preparación:

1. Agregue los siguientes ingredientes a un tazón mediano: tomates, atún, frijoles, aceite de oliva, cebollas verdes, jugo de limón, pimienta y sal.

2. Use una cuchara para mezclar todo suavemente.

3. Cubra y refrigere la ensalada hasta que esté lista para servir.

4. Para servir, cubra el interior de los panes de pita con lechuga y vierta una taza de la ensalada de atún encima de la lechuga. ¡Disfrutelo!

5. Variación baja en carbohidratos : sirva la ensalada de atún en una envoltura de lechuga en lugar de un pan de pita.

6. Variación baja en sodio: elimine la sal de mesa y use atún blanco enlatado "muy bajo en sodio" en agua en lugar de atún ligero.

7. El atún blanco, sin embargo, tiene más mercurio, por lo que no es recomendable para las mujeres embarazadas y para los niños.

Briouats Con Relleno De Verduras

Ingredientes

- 2 cucharadita de sal marina

- 2 cucharadita de pimienta (Tellicherry), recién molida

- 4 cucharaditas de Ras el Hanout aceite de oliva al gusto

- 2 paquete de masa filo o masa warkhate

- 2 | tomate(s)

- 2 calabacín

- 2 cebolla(s)

- 2 pimiento(s) rojo(s)

- 2 berenjena(s)

- 4 dientes de ajo

Preparación

1. Precalentar el horno a 170 °C y forrar una bandeja de horno con papel de hornear.
2. Pelar y cortar la cebolla y el ajo. Lavar el resto de las verduras y cortarlas también en rodajas.
3. Extiende todo en la bandeja de horno y espolvorea sal, pimienta y Ras al Hanout y rocía con aceite de oliva.
4. Mezclar todo bien y cocinar en el horno durante 60 minutos, removiendo de vez en cuando.
5. Sacar las verduras del horno, dejarlas enfriar y picarlas.

6. Extender el relleno sobre la masa, dejando un borde de 0,5 cm. Tomar la masa según las instrucciones del paquete y enrollar en forma de puros.

7. Llenar una sartén grande con el aceite de oliva y dejar que se caliente.

8. Añada los rollos de masa a la sartén y fríalos, dándoles la vuelta, hasta que se doren.

9. Mientras tanto, añada el aceite de oliva al yogur de coco y mézclelo con la harissa, la sal y la pimienta.

Ensalada De Caballa Y Patata

Ingredientes

1 cebolla dulce mediana

8 cucharadas de aceite de oliva

4 cucharadas de vinagre de vino blanco

2 cucharada de alcaparras

2 cucharadita de sal

2 cucharada de pimienta negra molida

8 latas de filetes de caballa de buena calidad, escurridos de su aceite

8 tazas de corazones de lechuga romana

picada

4 tomates de ciruela, sin semillas y

picados

40 aceitunas curadas negras

4 patatas de oro Yukón, hervidas y

cortadas en dados

1 taza de apio cortado en dados

Preparación

1. En una fuente grande combine la

lechuga romana, los tomates, las

aceitunas, las alcaparras, las patatas, la cebolla, el apio y la caballa.

2. En una salsera, combine y mezcle el aceite, vinagre, sal y pimienta.

3. Vierta en la fuente con los otros ingredientes.

4. Mezcle suavemente y sirva.

Sopa De Zanahoria, Espinacas Y

Frijoles

Ingredientes:

- 2 tallo de apio picado
- tazas de espinacas tiernas
- 80 oz lata de frijoles blancos
- dientes de ajo
- Pimienta y sal
- 2 cucharada de aceite de oliva
- cucharadita de orégano
- cucharadita de tomillo seco
- 12 tazas de caldo de verduras
- cebolla picada
- 2 zanahoria picada

Direcciones:

1. Ajo, picado, frijoles, escurridos y enjuagados.
2. Caliente el aceite en una olla a fuego medio-alto.

3. Agregue el sofrito y la cebolla hasta que se ablanden.
4. Agregue tomillo, zanahorias, apio, orégano, ajo, pimienta y sal.
5. Cocine por 1-5 minutos.
6. Agregue el caldo y los frijoles revuelva bien. Hervirlo.
7. Baje el fuego y cocine a fuego lento durante unos 25 a 30 minutos.
8. Agregue las espinacas y revuelva hasta que las espinacas se ablanden.
9. Sirve y disfruta.

La Carne Hervida

Ingredientes:

- 250 g de perejil
- 1 diente de ajo
- anchoas
- vinagre al gusto
- sal al gusto
- pimienta al gusto
- aceite de oliva virgen extra, 120ml
- 4 cebollas
- 8 palitos de apio
- 1 gallina
- hueso para caldo
- cabeza de ternera enrollada, 3lbs
- lengua de res, 800g
- solomillo de ternera, 1000g

1. la carne hervida, primero limpie las cebollas y lave y corte el apio.

2. Las verduras están listas, verterlas en una cacerola grande de borde alto y llena de agua, agregar la sal y llevar a ebullición.

3. Una vez que el agua haya llegado a ebullición, añada toda la carne.

4. Tras unos minutos de cocción, las impurezas en forma de espuma comenzarán a aflorar en la superficie

del agua: se trata de las proteínas de la carne coagulada que tendrá que retirar con una espumadera después de haber eliminado todas las impurezas, agregue los granos de pimienta y baje el fuego a bajo.

5. El hervor debe durar unas 3-3 ½ horas y ser muy ligero porque si fuera violento estropearía la carne deshilachándola y haciéndola fibrosa.

6. Mientras tanto, prepare el pinzimonio de acompañamiento: haga una mezcla de aceite, vinagre y anchoas, con la que untar y pulir las lonchas de carne hervida.

7. Cuando la carne hervida esté cocida a la perfección, escúrrala con una cuchara ranurada y colóquela en una tabla de cortar.

8. Cortarla en rodajas y servir.

Arroz Rojo Especiado

Ingredientes

- 2 cebolla(s) pequeña(s)

- algunas vainas de cardamomo

- un poco de clavo(s)

- 2 rama de canela

- comino molido, al gusto

- 2 taza de arroz

- 4 taza/s de agua

- 4 cucharadas de pasta de tomate

- un poco de mantequilla

Preparación

1. Lavar el arroz, cortar la cebolla en dados pequeños y romper la rama de canela en trozos pequeños.

2. Mezclar el agua con la pasta de tomate y remover para que no se deposite la pulpa.

3. Lavar la guindilla, cortar el tallo y, lo mejor posible, quitar las semillas.

4. Derretir una buena cucharada de mantequilla en una cacerola y sudar en ella la cebolla, las vainas de cardamomo, los clavos y la rama de canela.

5. Cuando las cebollas estén transparentes, añada el arroz y suévelo todo junto; remueva, pues de lo contrario el arroz se quemará.

6. A continuación, añada poco a poco el agua de tomate.

7. Añade el chile preparado al agua. Añade la sal y el comino en polvo y sazona al gusto.

8. Lleva el agua a ebullición una vez, y luego deja que el arroz cueza, a fuego muy lento, hasta que no haya más agua en la olla.

9. Para comprobarlo, pincha el arroz con un tenedor; no lo revuelvas, pues de lo contrario se pondrá blando.

10. El pescado es el mejor acompañante.